VAINCRE LE TABAC

Briare Hypnose

Suivi éditorial © cabinet@briarehypnose.fr
Partenaire éditorial © Amazon LTD
Copyright © 2017 Briare Hypnose

ISBN-13: 978-1984030641
ISBN-10: 1984030647
CreateSpace ISBN.
Édition 2017

VAINCRE LE TABAC

Briare Hypnose

SOMMAIRE

1 - MISE EN GARDE

Si vous êtes un fumeur heureux et que vous n'avez pas vraiment envie d'arrêter de fumer, ce n'est pas la peine de continuer à lire ce livre.

En revanche, si vous avez envie d'arrêter de fumer ce livre va vous aider.

La bonne façon d'arrêter de fumer ne relève pas de la volonté car c'est un mécanisme complexe que vous avez mis en route, et qui vous apporte une satisfaction réelle par rapport au tabac.

La meilleure méthode est de programmer votre inconscient pour qu'il soit l'allié de votre conscient, dans votre décision d'arrêter de fumer. Il faudra aussi prendre en compte les besoins spécifiques de votre physique liés au sevrage tabagique.

L'association de l'auto hypnose, de la musicothérapie et de la naturothérapie seront vos outils pour parvenir à votre objectif.

2 - LES ORIGINES DE L'HYPNOSE

<u>Définition</u>

« Hypnos » est un mot grec signifiant sommeil. Le terme « Hypnos » sert d'étymologie à l'ensemble des phénomènes cliniques induisant le sommeil.

<u>L'hypnose ancienne</u>

Dans l'histoire ancienne, l'hypnose a été pratiquée sous d'autres noms dans les « Temples du Sommeil » de l'Égypte et de la Grèce antique, tout comme par les druides romains plus tard.

Le plus vieil écrit évoquant les pratiques d'hypnose date de plus de 3000 ans. Cette première description d'une séance d'hypnose a été retrouvée sur une stèle qui date de l'époque de Ramsès II et fut découverte en Égypte en 1972. Le pharaon utilisait des techniques hypnotiques pour motiver ses soldats avant de partir au combat.

En Grèce, Socrate, que nous pouvons

considérer comme le père de l'hypnose conversationnelle, se décrivait comme un accoucheur d'âmes. Un de ses contemporains, Antiphon d'Athènes, annonçait qu'il avait le pouvoir de guérir avec les mots. Un peu partout dans le monde, on retrouve des coutumes et des rituels qui présentent des éléments de l'hypnose conversationnelle.

1750 - Le Mesmérisme ou le fluide animal

L'histoire moderne de l'hypnose commence en Europe, vers 1750, avec Franz Anton Mesmer. Même s'il y eut en 1529, Paracelse, médecin et alchimiste Suisse, qui parla de magnétisme animal, tel que le nommeront plus tard Mesmer et le père Johann Joseph Gassner - avec son traité d'exorcisme l'exorcimus probativus.

À ses débuts, Mesmer était convaincu qu'un fluide magnétique invisible rayonnait dans l'univers, aussi que certaines maladies étaient dues à un déséquilibre de ce fluide dans l'organisme, et qu'il était possible de les soigner en restaurant l'équilibre magnétique du corps. Il effectua plusieurs expériences en utilisant notamment des aimants mais face aux convulsions et aux crises violentes de ses patients, il abandonna cette théorie. Le comportement de transe associé à l'hypnose fut identifié par un disciple de Mesmer, le Marquis Chastenet de Puységur. Le mesmérisme fut remis en questions, suite à une enquête dirigée par Benjamin Franklin ce qui en provoqua l'arrêt vers 1785.

<u>1840 - La focalisation : le Braidisme</u>

L'histoire moderne de l'hypnose se poursuit en 1840 avec un médecin britannique James Braid qui exclue l'idée de magnétisme animal et propose le mécanisme de la focalisation physiologique : fixation prolongée des yeux sur un objet brillant situé légèrement au-dessus de la ligne normale des yeux, ce qui provoque un état voisin du sommeil qu'il nomma la transe. Braid fut le premier à proposer le nom d'hypnose et créa la discipline de « neurhypnologie ». Cette discipline est relative à l'étude et au traitement des troubles nerveux fonctionnels. Il observa qu'en état d'hypnose, les patients conservaient leurs réflexes musculaires alors qu'ils disparaissent pendant le sommeil. Mais surtout la docteur Braid observa que le champ de conscience du sujet placé sous hypnose était rétréci : <u>focalisé</u>. Les mécanismes psychologiques de l'hypnose étaient découverts. Néanmoins la légitimité médicale de l'hypnose ne fut pas acquise, et elle ne l'est toujours pas complètement. Des médecins comme John Elliotson et James Esdaile réalisèrent plus de 300 interventions chirurgicales majeures sous hypnose notamment des amputations de membres, et des ablations de tumeurs. L'hypnose sous la pression scientifique ne se développa pas et ce jusqu'aux années 1880 !

1883 - Charcot, Liébeault et Bernheim

L'histoire moderne de l'hypnose se poursuit en 1883 avec le docteur Charcot qui expérimenta l'hypnose à la Salpêtrière avec des patients hystériques, et il observa trois phases liées à la caractéristique de la crise d'hystérie : la léthargie, la catalepsie et le somnambulisme. Les points de vue de Charcot furent critiqués par les docteurs Auguste Liébeault et Hippolyte Bernheim de l'école de Nancy qui considéraient le phénomène hypnotique comme une manipulation par la suggestion. Liébeault, médecin de campagne hypnotisait ses malades gratuitement et admettait que la suggestibilité de chaque individu à l'hypnose était différente, et ainsi il vérifiait toujours que le sujet coopère. Sigmund Freud pratiqua également l'hypnose avant de mettre au point le travail psychanalytique, mais il considérait l'hypnose comme magique, trop intrusive, et trop étrange. En Allemagne, Johannes Heinrich Schultz tenta d'introduire l'hypnose dans son « training autogène » qui est une méthode de relaxation classique.

En France, Pierre Janet, fut le premier à développer la théorie de la dissociation. En transe, le patient peut être aidé à mobiliser certaines capacités mentales pour des souvenirs alors qu'en conscience ordinaire les souvenirs semblaient perdus. Nous verrons que cette observation est fondamentale en hypnose conversationnelle.

<u>1930 - L. Hull et Milton H. Erickson</u>

L'histoire moderne de l'hypnose se poursuit dans les années 1930 avec une avancée fantastique sous l'impulsion de deux psychiatres : Carl L. Hull et Milton H. Erickson. Hull défendit l'idée que l'état hypnotique est une activité mentale normale, capable d'influencer les performances humaines : nous verrons que cette observation est fondamentale en hypnose conversationnelle.

Milton Erickson, montra l'efficacité de la dimension métaphorique de l'hypnose et la capacité d'apprentissage de l'inconscient. L'hypnose restait encore dans le champ médical et psychiatrique mais l'hypnotiseur directif et autoritaire, fut à partir de ce moment-là, relégué au monde du spectacle.

<u>1979 - L'hypnose moderne</u>

Richard Bandler et John Grinder, donne naissance à « la PNL » qui est à l'origine des stratégies de coaching. Le sexologue et hypnothérapeute, Daniel Araoz, les docteurs Malarewicz et Godin, mais surtout Alain

Cayrol, donne naissance à la « Nouvelle Hypnose » qui désigne l'utilisation de l'hypnose Ericksonienne, à laquelle s'ajoutent la PNL, les neurosciences, la sociologie, et la psychopathologie. La nouvelle hypnose ouvre la voie au développement personnel, au coaching, car la pratique de Erickson, était avant tout médicale : il était médecin psychiatre.

3 - LES ORIGINES DU TABAC

Dans l'antiquité, le tabac était inconnu en Europe. Pourtant, les hommes brûlaient diverses herbes dont ils utilisaient la fumée pour soigner ou pour prier. On a même retrouvé à Pompéi des fresques prouvant l'usage de pipes. En Amérique, les Indiens connaissaient le tabac, qu'ils considéraient comme une plante précieuse. Ils l'utilisaient lors de rituels pour la purification des adultes et pour entrer en communication avec le « Grand Esprit ». Le tabac était aussi utilisé comme plante médicinale.

En 1492, Christophe Colomb découvre l'Amérique et s'aperçoit que les Indiens fument une plante nommée « petum » sous forme d'un tube de feuilles roulées. Ils utilisent de longues pipes ou chiquent les feuilles de tabac. Christophe Colomb raconte que les Indiens brûlent une plante avec de petits morceaux de charbon et en aspirent la fumée odorante ;

d'autres utilisent des bâtons creux remplis de feuilles hachées ; d'autres encore fument des calumets, chiquent ou respirent une sorte de poudre.

En 1527, Bartolomé de Las Casas raconte qu'« après avoir allumé le bout de ces chalumeaux qu'ils appellent tabacos ou petums, les indigènes aspirent à l'autre extrémité par la bouche, ce qui provoque de la stupeur, une sorte d'intoxication et, selon eux, enlève la fatigue ».

En 1493, le missionnaire espagnol Fray Romano Pane accompagne Christophe Colomb dans son deuxième voyage au Nouveau Monde, pour y convertir les habitants au christianisme. Il envoie du tabac à Charles Quint. L'Espagne choisit alors Cuba pour y faire pousser son tabac. Plus tard, quand le bateau accoste sur les côtes portugaises, l'équipage a pris l'habitude de consommer du tabac, dont il vante les mérites.

Les premières graines de tabac furent rapportées en Europe en 1520. Au Portugal, quelques années plus tard, le tabac était cultivé et utilisé comme une plante médicinale. Jean Nicot, ambassadeur de France au Portugal à cette époque, envoya en 1561 des feuilles de tabac râpées à Catherine de Médicis, reine de France. Le tabac fut décrit à la reine comme une plante qui pouvait soulager ses terribles migraines. Elle donna l'ordre d'en cultiver en Bretagne, en Gascogne et en Alsace. On l'appela alors « l'herbe à la Reine » ou encore « la Catherinaire ». Cette herbe devint très populaire et toute la Cour se mit à l'utiliser. Certains s'opposèrent au tabac car ils y voyaient de la sorcellerie. La mode du tabagisme se répandit tout de même. Molière écrivit dans une de ses pièces : « Qui vit sans tabac est indigne de vivre ! » et les enfants se mirent à fredonner la célèbre chanson « J'ai du bon tabac dans ma tabatière... ». Dans les autres pays, l'engouement est tout aussi rapide. Il apparaît en même temps en Angleterre, en Italie, en Allemagne, en Turquie, au Maroc, en Corée, au Japon, en Chine, etc. Dès la fin du XVIème siècle, le tabac est connu dans le monde entier.

La nicotine a été découverte en 1809 par un Normand, Louis Nicolas Vauquelin, professeur de chimie à l'École de médecine de Paris. Cet alcaloïde fut appelé « nicotine » en référence à Jean Nicot qui, au 16ème siècle, fut le premier à envoyer du tabac à la reine Catherine de Médicis.

4 - L'APPROCHE DE L'AUTO HYPNOSE

La plupart de nos processus mentaux sont autonomes et donc nous pouvons accéder à nos modes de codage. L'observation de nos sensations, de nos perceptions, et de nos mécanismes mentaux a une influence significative sur nos encodages. Si nous modifions notre façon d'encoder, nous atteignons notre inconscient.

L'auto-Hypnose est une technique pour se programmer. Dans son sens le plus large, l'auto-hypnose, est l'art de se convaincre consciemment pour amener son inconscient à être convaincu. Tout se passe par l'intermédiaire de la suggestion. Au plus vous vous entraînerez à l'hypnose, au plus vous parviendrez très rapidement à entrer en transe. Le sentiment de sécurité doit être total. C'est un point essentiel. Si votre sentiment de sécurité n'est pas total, la transe ne se sera pas obtenue. Il n'y a qu'une seule et unique méthode c'est de travailler avec de bons scripts. Vous avez deux solutions, soit utiliser des scripts avec des protocoles préparés par des professionnels, soit d'apprendre à écrire vous-même vos propres scripts. Le pire est de programmer sont inconscient avec des scripts qui ne vous correspondent pas. Le commerce a le désavantage de vous donner directement un enregistrement, sans le script. Comme nous parlons de programmation de votre inconscient, je suppose que vous n'avez pas envie de faire n'importe quoi. Une solution possible est de faire une séance chez un hypnothérapeute, mais tous n'acceptent pas - ou ne sont pas formés - à préparer des scripts personnalisés, avec une musique adaptée, et avec un enregistrement stéréophonique de qualité. Une autre solution sera d'enregistrer le script proposé dans ce livre. Vous pourrez aussi utiliser ce script en le commandant auprès de l'auteur qui pourra vous l'adapter, et choisir avec vous les musiques d'accompagnement.

L'environnement sonore et lumineux a une grande importance.

Dans le bruit, la vigilance est sans cesse en éveil. Une musique de relaxation légère, vous permettra de se relâcher plus rapidement. Si vous utilisez un fond sonore derrière vos enregistrements. Il faut utiliser une longueur d'onde Alpha avec un fond sonore de musique de relaxation.

Lors de l'écoute, il faut être isolé des bruits extérieurs, et avec une très faible lumière ne permet pas le repli en soi.

La lumière même les yeux clos, fatigue, et déconcentre alors qu'il faut être concentré, focaliser, et absorber. L'utilisation d'un spectre bleu est idéale. Il faut absolument éviter les flashs, et les variations de spectre lumineux.

Enfin le dernier mot : l'hypnose est sans danger, sauf en cas de troubles nerveux précis et diagnostiqués, dans ce cas l'avis de votre médecin sera nécessaire.

5 - LES DANGERS DU TABAC

La fumée du tabac est *toxique*. Tous les médecins et tous les scientifiques sont en accord sur le fait que la fumée du tabac est un aérocontaminant multiple.

La fumée du tabac contient des *substances nocives*, dont les effets dévastateurs se conjuguent :

La Nicotine, passe directement dans le sang et devient un facteur *de rétrécissement des petites artères*, à l'origine *d'accidents vasculaires, cardiaques et cérébraux.* La nicotine, crée la dépendance tabagique. Le fumeur privé de tabac ressent une impression de manque et, par accoutumance, devient tributaire des doses de plus en plus importantes.

L'oxyde de carbone de la fumée du tabac passe directement dans le sang, et·se combine dans le sang à l'hémoglobine, pour former la carboxyhémo-globine, soit une réduction de l'apport d'oxygène au sang et aux organes ce qui est la cause d'accidents graves en cours d'effort physique.

La fumée du tabac contient des irritants bronchiques qui agressent la gorge, les cils vibratiles de la muqueuse respiratoire, et les cellules immunitaires de l'appareil respiratoire.

La fumée du tabac contient des carbures polycycliques qui sont *des substances cancérigènes,* surtout pour les *lèvres, la langue,* le *pharynx, le larynx, les bronches,* et sur la *vessie qui est chargée d'urine polluée.*

Les symptômes du sevrage tabagique qui se caractérisent par : une anxiété, une irritabilité, une humeur déprimée, des insomnies et un besoin urgent de fumer. C'est pourquoi la seule volonté ne suffit pas à lutter contre l'ennemi tabac. Il faudra associer l'hypnose, la musicothérapie, la phytothérapie et la naturopathie.

6 - LES OUTILS DE LA MÉTHODE

La naturopathie est un ensemble de méthodes de soins visant à renforcer les défenses de l'organisme par des moyens considérés comme naturels et biologiques. Nous proposons la théorie selon laquelle la force vitale de l'organisme permet de mener un sevrage tabagique si nous renforçons les réactions de défense de l'organisme.

La phytothérapie désigne la médecine douce fondée sur les extraits de plantes et les principes actifs naturels. Ce mot vient du grec "phytos" qui signifie plante et "therapeuo" qui signifie soigner.

La musicothérapie est l'utilisation du son dans une démarche de soin. La musicothérapie s'inscrit dans le champ des thérapies de soutien. par la détente psychomusicale.

La cohérence cardiaque pendant le sport et notamment la marche naturelle. La cohérence cardiaque est un concept issu des recherches médicales en neurosciences et en neurocardiologie.

L'auto-hypnose avec les outils de la PNL qui permet de programmer son inconscient.

L'hypnose conversationnelle qui consiste à induire un état de conscience modifié sans transe formelle.

7 - LES RÈGLES DU SEVRAGE TABAGIQUE

Boire de l'eau

L'eau est indispensable pour désintoxiquer le corps du tabac. Notre corps est composé d'eau à 60 % qui est polluée si nous sommes fumeur. L'eau est le principal constituant de notre corps. Boire de l'eau est indispensable et essentiel à votre sevrage tabagique. L'hydratation maintient nettoie le corps en forme, hydrate la peau et facilite le transit intestinal. Le nettoyage de votre corps par l'absorption d'eau va vous purifier de la nicotine qui est le principal facteur de l'accoutumance. Une fois le corps nettoyé le sevrage sera bien plus facile. Pour se sevrer du tabac, il est recommandé au minimum de boire 1,5 litre d'eau quotidiennement, et mon conseil est de boire 2,5 litres d'eau par jour la première semaine. Évidemment l'élimination va être régulière et il vous fait prévoir de pouvoir uriner. La répartition doit être égale de votre lever à 3 heures avant votre coucher - pour éviter le réveil nocturne -. Il existe différents types d'eau. L'eau minérale, l'eau de source, l'eau filtrée et, bien sûr, l'eau du robinet. Il est essentiel de savoir choisir son eau. Les eaux minérales naturelles sont les plus contrôlées et les plus sûres car elles ne subissent aucun traitement, par contre vous devez être attentif au sel. Le mieux est de prendre une eau de moins de 1,5 g de sodium, 1,3 est l'idéal.

Même lorsque la soif ne se fait pas ressentir, il faudra boire. En cas de fortes températures, d'effort physique, d'allaitement et de maladie, il faut augmenter son hydratation il est conseillé de boire autant que possible, même si certaines pseudo-études prétendent qu'absorber une trop grande quantité d'eau pourrait être dangereux. Par contre une consommation trop importante de façon rapide de liquides dans le corps, appelée hyponatrémie, est néfaste. Il faut donc boire régulièrement et en petite quantité, environ 25 centilitres. Comme deux litres d'eau sont égales à 8 verres, cela fait un verre par heure. Ce n'est pas la mer à boire !

Utiliser des plantes

Il existe une dizaine de plantes pour aider les fumeurs à se sevrer. Ces plantes contiennent des substances végétales actives qui aideront à lutter contre les effets de la nicotine.

La Lobélie enflée (Lobelia inflata) est un substitut des tabacs sans effet d'accoutumance. Il faut prendre une préparation en pharmacie un traitement homéopathique, la lobélie existe sous son nom botanique : Lobelia Inflata à la concentration de 5CH et se prend à raison de 3 granules à chaque envie de fumer. La lobélie est un substitut au tabac qui n'a pas été suffisamment étudié sur le plan clinique mais la majorité des personnes l'ayant utilisée ont été satisfaites.

Le millepertuis (*Hypericum perforatum*) est aussi appelé la plante de la bonne humeur retrouvée. Il stimule la production de sérotonine de dopamine et de noradrénaline. Il faut prendre 10 ml 1 à 2 fois par jour, sur 20 jours. Un avis médical est indispensable si vous prenez des contraceptifs oraux, des antidépresseurs et d'autres médicaments Le millepertuis est un substitut au tabac qui n'a pas été suffisamment étudié sur le plan clinique mais la majorité des personnes l'ayant utilisée ont été satisfaites.

L'actée à grappes noires est une plante qui détend et aide le fumeur à surmonter la nervosité et la tension causée par le sevrage de la nicotine. Il faut prendre 1 capsule par jour, avant un repas. Si vous voulez prendre plus de ce dosage il faudra une recommandation médicale.

La verveine est très utile comme antispasmodique

qui agit sur les muscles lisses des poumons et soulage les toux nerveuses, et comme léger somnifère. Je conseille aux fumeurs de la choisir en huile essentielle à prendre avant de dormir en onction sur le plexus solaire et la nuque. Vous pouvez aussi la respirer sur un mouchoir. 1 à 2 gouttes sont suffisantes en posologie le soir.

La valériane est une plante médicinale qui a l'avantage de donner mauvais goût à la cigarette. Il faut répartir 6 gélules sur la journée.

La tisane du fumeur est un mélange de chiendent de pissenlit de bardane et de badiane. Cette tisane accélérera le nettoyage de votre organisme aussi aidera à éviter de prendre du poids.

Je ne suis pas exhaustif sur l'arsenal des plantes, il y en a d'autres, mais celles que j'ai choisies ont contenté beaucoup de mes patients.

Faire du sport

Le sport est un bon élément pour aider à l'arrêt tabagique. La pratique d'une activité physique régulière surtout pas intense aidera à combattre les états physiologiques, comportementaux et psychologiques L'activité physique procure un sentiment de bien-être. Ainsi, le sport aide à soulager les symptômes dépressifs et d'anxiété et permet de garder un bon moral. Il est préférable de pratiquer régulièrement une activité modérée. Vous pouvez, par exemple, vous inscrire dans un club de fitness ou à un cours d'aquagym, de musculation, de danse. Je conseille la marche en réalisant un exercice de cohérence cardiaque qui dure cinq minutes toutes les 20 minutes, soit 60 minutes de marche par jour. Vous pouvez ajouter le vélo mais doucement.

Pratiquer des exercices de respiration

La cohérence cardiaque est une respiration lente de 6 cycles respiratoires par minute, qui en moins d'une minute, permet au cœur de se synchroniser avec la respiration. Lorsque nous pratiquons une respiration lente de 6 cycles respiratoires par minute, nous constatons qu'en moins d'une minute, le cœur se synchronise avec la respiration.

La respiration abdominale Asseyez-vous, et prenez une position confortable. Maintenant tout simplement portez votre attention sur votre respiration. À présent vous laissez le calme bien s'installer en vous, et tout simplement mentalement vous suivez le trajet de l'air de vos narines jusqu'aux poumons, puis de vos poumons jusqu'à vos narines, et vous prenez bien conscience des différences de température de l'air, qui entre et de l'air qui sort. Tandis que vous respirez, vous portez votre attention sur la dilatation de vos narines, sur votre cage thoracique qui s'élargit, aussi vous observez que vos côtes se soulèvent, et vous prenez conscience du va-et-vient de votre abdomen. L'observation de la respiration est un des meilleurs moyens de garder votre contrôle.

La respiration avec le diaphragme : Asseyez-vous, posez une main sur votre ventre, juste en dessous du nombril, et l'autre sur la poitrine, et vous restez attentif à votre cage thoracique qui se soulève. À présent observez-vous respirer correctement, de façon aisée, ample et naturelle. Il faut vous exercer à respirer avec le diaphragme en toutes circonstances, même en marchant ou en courant.

L'oxygénation : Fermez la bouche, prenez de l'air par le nez, et expirer lentement et profondément en rentrant progressivement le ventre. Ressentez comme l'oxygénation de vos cellules augmente et que l'évacuation de déchets gazeux est plus complète. Cet exercice de respiration abdominale doit être réalisé le plus souvent possible : en voiture, en travaillant, dans une file d'attente.

La respiration dynamique : Mettez-vous debout, les jambes écartées de la largeur du bassin, les pieds bien à plat sur le sol. La tête est droite, souple et les épaules basses. À présent vous inspirez par le nez en élevant les coudes jusqu'à la hauteur des épaules. Puis vous expirez par la bouche, en redescendant les coudes.

8 - THÉORIE DE L'HYPNO-MUSICO-THERAPIE

L'hypno-musico-thérapie est l'association de sons à battement binaural, de musique de relaxation et d'hypnose.

Le neurofeedback ou battement binaural a été mis en évidence en 1839 par le professeur Heinrich Wilhelm Dove. Il est aujourd'hui utilisé par les neurosciences avec des applications pour le spatial, pour les unités spéciales des armées, et pour le coaching sportif. La méthode est d'écouter en stéréo deux sons de fréquences légèrement différentes pour chacune de vos oreilles. Les battements binauraux agissent sur les ondes cérébrales, et vont permettre d'atteindre sans suggestions des états de relaxation, et de méditation, plus profond qu'en transe moyenne. Si la différence de fréquence est de 13 Hz à 30 Hz nous produirons des ondes Bêta, de 13 Hz à 8 Hz nous produirons des ondes Alpha, de 4 Hz à 7,5 Hz nous produirons des ondes Thêta et de 0,5 Hz à

3,5 Hz nous produirons des ondes Delta.

La Musicothérapie est l'utilisation de la musique comme intermédiaire de mieux-être. Elle était mise en évidence épar le docteur Emoto et le physicien Joël Sterheimer. Le message sonore qu'induit le son, agit sur le comportement cellulaire. Les capteurs naturels tels que les oreilles, la peau, les muscles, les nerfs vont transmettre des stimulis au cerveau, qui va ainsi les retransmettre à tout le corps pour activer « les endorphines », souvent appelé hormones du bien être.

L'hypnose une fois la transe établie va permettre de transmettre des suggestions directement à l'inconscient.

9 - PRATIQUE DE L'HYPNO-MUSICO-THERAPIE

Vous avez besoin de pouvoir enregistrer en stéréo sur votre ordinateur en multi pistes, puis de convertir votre fichier son en MP3. Il faudra trois pistes enregistrées : une pour le script hypnotique, une pour les sons binauraux et une pour la musique de relaxation.

L'écoute nécessite un lecteur et un casque stéréo.

Quelles ondes binaurales choisir

Le choix des ondes va dépendre de l'objectif de la séance : relaxation (Alpha), diminution de l'anxiété (Alpha), traitement des émotions (Thêta), facilitation des souvenirs (Thêta), facilitation des associations (Thêta), médiumnité (Delta), Les ondes (Bêta) état d'un attentif avec les yeux ouverts.

Quelles ondes binaurales pour l'arrêt du tabac

Pour l'arrêt du tabac, il faut enregistrer en ondes Alpha du début du script et jusqu'à la phase d'approfondissement de la transe, ensuite il faut enregistrer en onde Thêta pendant la phase de suggestions, puis il faut enregistrer en ondes Bêta jusqu'au réveil.

Comment fabriquer vos ondes binaurales ?

Je vous suggère le logiciel de génération de sons « Brain Waves Generator », édité par la société RegSoft. Bien entendu il y a d'autres marques et vous pouvez acheter des musiques sur le web.

Quelles musiques de relaxation choisir ?

Je conseille d'avoir des musiques de sons de la nature et des musiques de détente.

Pour les sons naturels, je vous suggère d'enregistrer avec un Olympus LS 100 qui sera raccordé à une table MixPre Sound Devices. La possibilité d'enregistrer les sons en format non compressé préserve la qualité du son original. Bien entendu il y a d'autres marques et vous pouvez acheter des musiques sur le web.

Pour les sons de détente je vous suggère Fi Studio qui provient du FruityClub et qui pour moi est un excellent logiciel de Musique Assistée par Ordinateur FL Studio est développé par la société Image Line. Bien entendu il y a d'autres marques et vous pouvez acheter des musiques sur le web.

Comment fabriquer vos pistes de musique de relaxation ?

Vous devez vous fabriquer une bibliothèque de

musique de relaxation, et les tester sur vous. Il vous faudra ressentir l'effet.

Quelles musiques de relaxation choisir pour l'arrêt du tabac ?

Il faut un son mélodieux et unique, je conseille le bruit de l'océan et des vagues.

Comment choisir et enregistrer le script hypnotique ?

Vous avez dans ce livre un script préparé qu'il vous suffit d'enregistrer sur une voix articulée et posée. L'écriture de script demande une formation en hypnose dans une bonne école. Vous pouvez écrire à l'auteur sur ce sujet.

Comment faire le montage ?

Je conseille WavePad qui est un Logiciel de montage audio de NCH. Bien entendu il y a d'autres marques et vous pouvez acheter sur le web.

Mise en garde ?

Le travail psychothérapeutique que vous préparez est destiné à programmer ou reprogrammer votre inconscient. **Seriez-vous prêt à ne pas savoir quelles suggestions sont envoyées à votre cerveau ?**

Le mieux est de vous former, mais c'est parfois onéreux. Dans le commerce vous devez éviter les MP3 vendus sans le script papier, à moins d'écouter et de recopier ce qui serait fastidieux. Le cerveau s'habitue et le même script ne produit plus d'effets au bout de dix séances. Mon conseil, si le temps vous manque, mais que vous avez un peu de budget, est de faire un accompagnement avec un hypnothérapeute.

Si vous manquez de budget vous pouvez trouver des praticiens à distance qui vous prépareront un enregistrement complet : script + sons binauraux + musique de détente. En fin d'ouvrage vous trouverez les coordonnées de notre cabinet. Vous pourrez faire un choix éclairé de sons binauraux, de musique de relaxation et nous personnaliserons un script à votre attention.

Êtes-vous joueurs de poker et de roulette russe combinés ? si « oui » alors procurez-vous les montages tout prêts du commerce en ligne. Nous parlons de la programmation de votre inconscient !

10 - LE SCRIPT HYPNOTIQUE

Les consignes d'enregistrement :
Il faut parler en articulant, lentement, et avec naturel sans élever le ton. Entre chaque passage à la ligne vous laisserez environ 20 secondes.

Bonjour et bienvenue.
Pour bénéficier de toutes les ressources de votre enregistrement, il est important d'être confortablement installez.
Prenez bien soin de vous, et de votre lâchez prise.
Vous pouvez fermer les yeux, et vous commencez à vous détendre jusqu'à entendre la musique qui accompagne votre séance.
C'est ici que commence votre moment d'hypnose.
Un moment qui vous est tout personnellement destiné.
Vous pouvez ouvrir l'accès à vos ressources et au changement pour adopter un nouveau comportement positif pour vous.

Vous n'avez rien à perdre et surtout tout à gagner.

Le mieux est de mettre toutes les chances de votre côté et de vous investir à fond à cent pour cent dans le but que vous vous êtes fixé car vous êtes là pour cela et pas pour autre chose donc autant vous concentrer totalement vers votre objectif.

Par votre décision, vous avez ouvert la porte du changement et de la réussite.

Après une phase de relaxation physique profonde vous connaîtrez un moment de confort très intense. Et tandis que la musique vous accompagne à l'arrière-plan vous allez tout d'abord détendre votre corps… vous relâcher… vous relaxer.

Et maintenant vous sentez la détente à votre rythme, qui progresse doucement, tranquillement, confortablement.

Les **vagues de l'océan**, qui vous accompagne vont progressivement au rythme du ressac vous conduire vers un état de vide, de détente confortable, et de plus en plus profonde et totale.

Et à chaque vague qui vous relaxe, vous relâche, vous détend, vous commencez à ressentir un peu plus votre relaxation.

Et chaque vague vous dirige, sans n'avoir rien à faire, simplement à ressentir un peu plus les vagues, le ressac, la mer, la relaxation, le repos, la sérénité et peut être, ressentez-vous déjà un état de bien être total.

Car de plus en plus vous vous sentez totalement relâché, relaxé, détaché, en totale et profonde détente.

Maintenant continuer à libérer, les tensions profondes encore gênantes.

Et vous ressentez, débuter et grandir une sensation de relaxation complète et totale.

Qui se répand à travers votre être, de la tête en passant pas le dos.

Qui vous relâche, vous relaxe, vous entraîne au gré des vagues limpides et fraîches sur le sable ou vient naturellement se poser le flot des vagues.

Et la fraîcheur qui passe et repasse tout au long de votre être, s'accentue, et vous nettoie progressivement de toutes les impuretés de toutes les ondes négatives qui se sont sûrement accumulées au fil des années.

Et lentement des profondeurs de votre inconscient, se dégagent les routines engluées, les comportements obsolètes, les mauvaises habitudes.

Et l'envie de fumer, s'échappe en fumée, et dilue les bouts d'angoisse du sevrage dans les profondeurs de votre inconscient.

Et l'envie de fumer, devient une envie de

fraîcheur, de santé, de calme, de liberté.

Votre corps sera totalement nettoyé au fur et à mesure que vous serez plus fort que toutes les angoisses, que toutes les peurs qui apparaissent lors du sevrage.

Prenez conscience de votre corps, relâchez votre corps, détendez-la, relaxez-le, plus, encore, encore plus, jusqu'aux pieds en passant par les cuisses, les genoux, les jambes, puis en remontant du ventre vers les épaules et jusqu'aux mains.

Et à présent, vous sentez résolument que votre inconscient à aussi décider de s'allier avec votre conscient contre le tabac.

Calmement, sereinement vous visualisez votre nouvelle existence, le bonheur d'être sans tabac.

Vous êtes bien, votre santé est resplendissante, votre souffle est retrouvé, votre sourire devient lumineux et à votre odeur de bouche est devenu agréable.

Et peut-être pouvez-vous visualiser les billets, qui représentent des économies, et imaginez ce que vous allez faire de l'argent qui n'est plus gaspillé en fumée.

Et cous observez comme votre corps se porte mieux, et aussi comme votre esprit est plus lucide.

Le bien-être est la sensation primordiale qui remplace votre mauvaise habitude du tabac.

Et vous allez maintenant garder en vous quelque part bien présente cette visualisation qui vous habite.

À cet instant vous êtes parfaitement en harmonie avec votre inconscient et votre conscience.

Ne plus fumer vous est devenu familier et vous refusez toutes ces choses liées au tabac, car vous savez qu'elles tuent, meurtrissent, et assombrissent les idées.

À présent, votre nouveau comportement est que face à une envie vous faites appel à ce flot d'énergie que vous ressentez et qui vous habite à présent et qui vous offre cette sensation de bien-être et d'énergie.

Une force extraordinaire, est en route, qui dépasse les envies, les tentations.

Et il vous suffira d'écouter pour ancrer cette séance et de vous y référer pour faire monter en vous cette force extraordinaire.

Maintenant vous visualisez cette force extraordinaire, par une forme et vous donnez une couleur à cette forme. La forme que vous avez choisie, et la couleur que vous avez choisie sont vos ancres, qui vous attachent ici et maintenant à votre décision. Il suffira de les visualiser quand vous serez réveillé pour déclencher la force extraordinaire en vous.

À présent que vous vous êtes totalement libéré

du tabac et totalement détendu vous avez ouvert la porte du changement et de la réussite.

Vous pénétrez doucement dans votre zone de conscience modifiée, et vos ondes cérébrales sont ralenties.

Et vous plongez lentement au plus profond de vous-même.

Vous allez maintenant en introspection, vers l'intérieur de vous. Comme une réflexion, pareil à une méditation, ainsi vous descendez encore plus en relaxation, en détente, en hypnose.

Le calme et un bien-être profonds s'installent en vous.

Vous êtes à la fois conscient, et inconscient, là et ailleurs, conscient que la porte de votre inconscient s'ouvre.

Vous ressentez cette sensation. Et cette sensation se transforme maintenant en vibration.

Vous entrez en état de profonde hypnose, une hypnose ou vos ondes céréales sont ralenties, une hypnose de détente et de programmation.

Et votre hypnose est de plus en plus profonde, encore plus profonde, encore plus.

Et vos ondes cérébrales deviennent plus lentes, votre hypnose encore plus profonde, et vos ondes cérébrales encore plus lentes.

Maintenant, votre conscient se repose, mais votre inconscient, lui, est bien attentif. Il écoute, toutes les suggestions hypnotiques.

Et vous pouvez encore descendre, descendre, descendre encore, plus profondément, pour le besoin transe hypnotique qui vous est nécessaire.

Vos ondes cérébrales ralentissent et atteignent un rythme lent, un rythme bienfaisant, un rythme hypnotique.

10-9-8- plus nous approchons du chiffre 1, plus vos ondes cérébrales ralentissent, 7-6-5, vous êtes à mi-chemin entre l'état de réalisation et l'état hypnotique, 4-3, vous êtes à deux pas d'une transe, une transe hypnotique agréable, efficace, 2-1. Vous atteignez maintenant la profondeur de transe hypnotique qui convient, et votre transe est aussi profonde que nécessaire.

Vous avez décidé d'arrêter de fumer et de devenir totalement et complètement indifférent à la cigarette.

Et vous allez y arriver, simplement par l'hypnose, en permettant à votre cerveau de sécréter naturellement d'avantage d'endorphines.

Et vous prenez le temps, pour vous-même, pour vous programmer comme un non-fumeur.

Il n'y a aucun autre endroit où vous devez aller, en ce moment pour être ici, alors, laissez-vous aller et laissez tout aller. Prenez congé de toutes les pensées gênantes, et prenez ce temps précieux que vous avez choisi, pour être ici, pour être en hypnose.

Plus vous vous permettez d'entrer en hypnose, et plus vous vous rapprochez d'un état d'indifférence totale et complète de la cigarette.

Vous écoutez cet enregistrement, aujourd'hui, parce que vous avez décidé d'arrêter de fumer. Personne de vous a forcé à écouter, à décider. Vous avez pris la décision c'est un moment spécial, à présent vous devenez totalement et complètement indifférent à la cigarette.

Plus vous écoutez cet enregistrement. Et plus vous reprenez dès maintenant votre pouvoir. Vous avez fait le premier pas, à présent vous êtes totalement et complètement indifférent à la cigarette.

Et dès votre retour, à la fin de cet enregistrement, dans quelques instants, votre objectif sera atteint.

Vous reviendrez à l'état d'éveil en tant qu'individu indifférent à la cigarette. Vous aurez arrêté de fumer, une fois pour toutes. Votre habitude est une chose du passé.

Et commence alors votre nouvelle vie dans l'indifférence totale et complète pour la cigarette.

Vous enregistrez que vous avez la capacité de profiter de la vie, et de conserver votre totale et complète indifférence pour toute forme de tabac. C'est vous qui avez décidé.

À partir de maintenant, tout ce que vous faites, est agréable, plaisant et vécu dans l'indifférence totale de la cigarette, de toute forme de tabac et de ses dérivés.

Ainsi, si vous êtes seul, à la maison ou au travail, chez des amis ou dans tout autre lieu, peu importe ou vous êtes, ou vous allez, peu importe ce que vous faites, peu importe la situation, que vous mangiez, que vous vous détendiez, que vous conduisiez, que vous travailliez, que vous fassiez une pause, tout est tellement plus agréable dans l'indifférence totale du tabac, l'indifférence totale de la cigarette.

Vous vous sentez mieux.

Vous êtes plus heureux.

Vous constatez que vous respirez de plus en plus facilement.

Votre goût s'affirme, votre odorat se développe, vous aimez davantage la vie.

Vous vous rendez compte que vous êtes totalement et complètement indifférent à la cigarette.

Un sentiment de satisfaction circule en vous, en ce moment même, et vous êtes fier d'avoir surmonté cette habitude négative.

Vous avez atteint votre objectif et vous êtes devenu indifférent à la cigarette.

Peut-être auparavant y aviez-vous pensé, aviez-vous rêvé, de devenir indifférent à la cigarette ? Mais à présent le rêve est devenu réalité. Le projet est devenu concret.

Dès le moment ou vous serez de retour de votre hypnose, vous constatez que chaque gorgée d'eau est meilleure que la précédente. Que chaque heure de marche est une régénération à la vie et au bien être.

L'eau étanche votre soif. Marcher vous aide de manière simple, dans chaque étape de votre sevrage. Vous surmontez une habitude négative et vous la remplacez par des habitudes saines boire de l'eau et marcher.

Mais aussi par ce geste que nous allons mettre en place. Une ancre, qui vous permettra d'ancrer votre nouveau comportement. rappelez-vous votre forme et la couleur que vous avez choisie.

Et vous y ajoutez ce geste.

Choisissez une main. La gauche, la droite. À présent rapprochez votre pouce de votre index. Et l'index se rapproche, et le pouce se rapproche.

Et ce geste sera votre bouée de sauvetage en cas d'envie.

À présent visualisez une cigarette, ressentez votre gorge qui est sèche, et laissez reculer cette image, elle s'éloigne comme si la caméra recule.

Une caméra invisible qui dans votre film inconscient, montre la cigarette qui devient flou, l'image est de plus en plus flou, de plus en plus loin, et c'est un écran blanc. Puis visualisez vous êtes en train de marcher sur un sentier au bord d mer. Humez l'air. Rendez le ciel. entendez les oiseaux. Profitez de ce paysage. Laissez-le s'imprégner. À présent nous allons réaliser un switch, chaque fois qu'un élément lié au tabac apparaît dans votre conscience immédiatement votre inconscient vous proposera l'image d'un sentier au bord de mer. Humez l'air. Rendez le ciel. entendez les oiseaux.

Vous remarquez, dans les jours qui viennent, le fait que, dès que si consciemment vous avez envie d'une cigarette, alors votre bouche, votre gorge, commence immédiatement à devenir séchée, et votre inconscient vous propose une image, vous êtes en train de marcher sur un sentier au bord d mer. Humez l'air. Voyez le ciel. entendez les oiseaux. Profitez de ce paysage. Laissez-le s'imprégner. Et vous avez de plus en plus le besoin de boire de l'eau. De cette manière jour après jour, votre corps se libère, il évacue ses toxines et vos cellules se régénèrent mieux. L'eau rend possible cette régénération. comme elle le permet dans la nature.

Dans les temps prochains, ou très proches, vous vous apercevez que vous respirez plus facilement et que vous vous levez le matin avec davantage d'énergie, que vous vivez bien cette indifférence complète et totale pour la cigarette. Vous vous respectez car vous avez respecté votre décision d'arrêté. Vous entamez ce processus avec motivation, avec fermeté. Et vous commencez déjà à ressentir les effets positifs de votre décision. Laissez-vous rêver à ce que vous ressentez. Vous êtes indifférents à la cigarette et vous êtes devenu une personne nouvelle, fière d'elle, en pleine santé, qui respire la vie, qui aime la vie. vous vous approchez du bonheur d'être vous.

Vous pouvez commencer à revenir à un état d'éveil complet, et au nombre 10, vous serez complètement éveillés. 1 - 2, vous ressentez une sensation énergisante parcourir votre corps 3 - 4, vous vous éveillez lentement, votre respiration est naturelle, une belle énergie circule en vous, et vous conserverez cette énergie durant les jours à venir, 5 - 6, vous prenez une grande inspiration7 - 8, votre corps continu de s'éveiller : bougez les pieds, les mains, les parties de votre visage. Vous avez de nouveau conscience de la tonicité de vos muscles. Étirez-vous. Étendez vos jambes. Étendez vos bras, Étirez tout votre corps. 9 -

10, soulevez doucement vos paupières et ouvrez les yeux et à votre rythme vous êtes complètement éveillés.

11 - CONTACT

Le cabinet propose principalement des consultations en face-à-face – avec coaching individualisé mensuel – permettant aux clients en hypnose d'avoir une relation d'aide de qualité.

Nous permettons aussi aux clients qui ne souhaitent pas effectuer eux-mêmes un enregistrement et un montage audio, et qui ont acheté ce livre neuf sur Amazon de commander un enregistrement en MP3 « Vaincre le tabac » pour usage privé, au prix de 10 euros en envoi par mail.

Nous proposons aux praticiens certifiés en hypnose des scripts d'hypnose en PDF, uniques et efficaces, pour leurs besoins professionnels au prix de 15 euros en envoi par mail.

Tous nos travaux sont personnalisés et sur

devis, et il vous suffit de *nous écrire en précisant votre besoin* à :

cabinet@briarehypnose.fr

Vous pouvez aussi nous contacter via la fiche de contact notre site internet :

www.briarehypnose.fr

Le code de la propriété intellectuelle n'autorisant, aux termes de l'article L. 122 — 5, 2 ° et 3 ° a, d'une part, que les « copies ou reproductions strictement réservées à l'usage privé du copiste et non destinées à son utilisation collective » et, d'autre part, que les analyses et les courtes citations dans un but d'exemple et d'illustration, « toute représentation ou reproduction intégrale ou partielle faite sans le consentement de l'auteur ou des ayants droit ou ayant cause est illicite » (art. L. 122-4). Cette représentation ou reproduction, par quelque procédé que ce soit, constituerait donc une contrefaçon sanctionnée par les articles L. 335-2 et suivant du Code de la propriété intellectuelle.

Le droit d'auteur français est le droit des créateurs. Le principe de la protection du droit d'auteur est posé par l'article L. 111-1 du code de la propriété intellectuelle (CPI) qui dispose que « l'auteur d'une œuvre de l'esprit jouit sur cette œuvre, du seul fait de sa création, d'un droit de propriété incorporelle exclusif et opposable à tous. Ce droit comporte des attributs d'ordre intellectuel et moral ainsi que des attributs d'ordre patrimonial ».

Suivi éditorial © cabinet@briarehypnose.fr
Partenaire éditorial © Amazon LTD
Copyright © 2017 Briare Hypnose
Tous les droits réservés
ISBN-13: 978-1984030641
ISBN-10: 1984030647
CreateSpace ISBN.
Édition 2017